# ESQUISSE HISTORIQUE

## DE LA

# PROFESSION MÉDICALE

## A METZ,

DEPUIS LES TEMPS LES PLUS RECULÉS JUSQU'A LA FONDATION DE LA SOCIÉTÉ DES SCIENCES MÉDICALES DU DÉPARTEMENT DE LA MOSELLE, EN 1820,

## PAR LE D.ᵣ Félix MARÉCHAL,

PRÉSIDENT DE LA SOCIÉTÉ DES SCIENCES MÉDICALES DE LA MOSELLE.

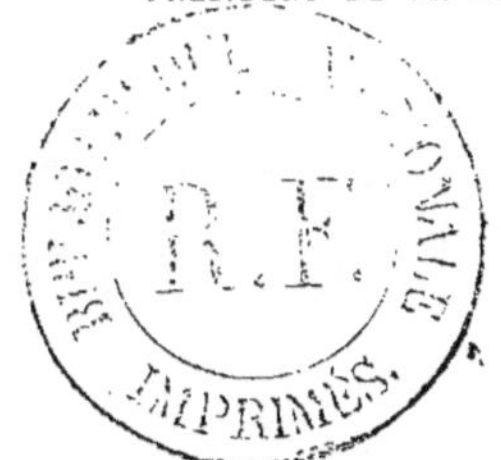

*(Extrait de l'Exposé des travaux de la Société pour l'année 1847–1848.)*

# METZ,

IMPRIMERIE, LIBRAIRIE ET LITHOGRAPHIE DE VERRONNAIS,
Rue des Jardins, 14.

—

## 1848.

# ESQUISSE HISTORIQUE

## DE LA

# PROFESSION MÉDICALE

## A METZ,

DEPUIS LES TEMPS LES PLUS RECULÉS JUSQU'A LA FONDATION DE
LA SOCIÉTÉ DES SCIENCES MÉDICALES DU DÉPARTEMENT
DE LA MOSELLE, EN 1820.

MESSIEURS,

La Société des sciences médicales de la Moselle est jeune encore; il n'y a que vingt-huit ans que quelques hommes, amis de la science et de l'humanité, en posèrent les fondements et arrêtèrent les statuts qui sont aujourd'hui la Charte de notre association.

Il ne faudrait point conclure, de cette naissance un peu

tardive, que jusqu'alors les éléments et les hommes avaient manqué à une institution de ce genre.

A aucune époque, Metz n'est restée étrangère à l'essor bienfaisant de la pensée et du génie des arts, à la lutte généreuse des talents de tous genres. La médecine soumise, comme les autres sciences, à la loi du progrès, peut présenter dans les temps reculés et dans les âges successifs, des hommes, qui, par leurs facultés éminentes, leur dévouement à la patrie, contribueront à l'illustration de leur ville natale et par des travaux aussi considérables que consciencieux, protesteront contre l'anathème lancé sur elle par le fougueux et atrabiliaire Corneille Agrippa.

En portant nos regards en arrière, en recherchant dans le passé quelques noms de ceux qui ont cultivé la science, nous découvrirons que notre patrie a produit un certain nombre de médecins du premier ordre.

Mon travail serait bien imparfait si vos souvenirs ne venaient le compléter, et je ne me dissimule pas, que s'il a droit à quelque indulgence de votre part, c'est qu'il a été entrepris sous l'influence d'un sentiment auquel la gloire du pays n'est point étrangère. Vous lui appliquerez, j'espère, le bénéfice encourageant de l'antique adage : *Si desinent vires, tamen laudenda volontas.*

Pour apprécier le rôle plus ou moins important qu'a dû prendre la profession médicale à différentes époques, on est obligé d'adopter un ordre chronologique et de suivre les principales phases de la vie de notre cité, mais nous passerons rapidement sur des temps reculés et enveloppés encore d'une obscurité bien profonde.

Les Médiomatriciens avaient les mœurs simples des peuples chasseurs et guerriers de la Gaule ; aux prêtres dépositaires et interprêtes du dogme religieux, appartenait l'exercice de la médecine et les malades allaient dans la profondeur des forêts demander aux Druides un soulagement à leurs maux.

Le Sélago, cette plante dédaignée aujourd'hui par la matière médicale, était le remède vulgaire et sa fumée le spécifique des maladies des yeux.

Le Guy, cueilli sur le chêne, au milieu de la plus imposante des cérémonies religieuses, au commencement de l'année et le sixième jour de la lune, était la panacée des maladies les plus terribles.

La Vervaine n'était pas moins en honneur, les Druidesses s'en servaient pour prédire l'avenir et pour purifier les autels avant les sacrifices ; on la suspendait aux portes des maisons pour y appeler la paix, l'union, assurer le bonheur des jeunes mariés et chasser les génies malfaisants. Les habitants de nos campagues, fidèles à la tradition, ne mettent point en doute encore à présent l'efficacité de l'herbe sacrée dans le traitement des contusions et des points pleurétiques.

Enfin, aux portes de la ville et au bas du côteau de Saint-Julien, coule une petite source d'eau salée, fréquentée seulement aujourd'hui par quelques troupes d'oiseaux ; elle fut vénérée par les Gaulois, nos ancêtres, pour les vertus miraculeuses qu'elle possédait. Cette croyance durait encore sous les rois d'Austrasie et Thierry ne put même, disent les historiens, dissiper entièrement cette idolâtrie.

La cité des Médiomatriciens avait une position géographique trop importante aux yeux des Romains, pour que ces conquérants de la Gaule ne s'empressassent pas de l'entourer de travaux militaires et de la couvrir de monuments dont les vestiges nous étonnent par le grandiose de leurs proportions. Ce peuple civilisateur, aimant les plaisirs et le luxe, apportait avec les arts de la Grèce et de Rome, une législation et une administration nouvelles ; colonisateur habile, en respectant la religion et les mœurs des vaincus, il s'en faisait des alliés dévoués. Les pratiques médicales populaires suivaient leur cours ordinaire, mais la Société gallo-romaine, cultivant les sciences et les arts, avait ses médecins. Deux monuments trouvés dans nos murs en font foi ; l'un élevé à un médecin médiomatricien par son épouse ; l'autre, portant une inscription grecque, en l'honneur de Lucius Apollonius, médecin méthodiste et disciple du célèbre Thémisson, contemporain de Pompée.

Les invasions des barbares, semblables à des fleuves débordés, détruisirent toute civilisation ; Metz, une des dernières cités gauloises, restée fidèle aux Romains, fut anéantie par les Huns sous la conduite d'Attila. Sortie enfin de ses cendres, elle fut pendant deux siècles et demi la capitale du royaume d'Austrasie.

Dès cette époque, qui fut aussi celle de l'avènement du christianisme dans nos contrées, l'exercice de la médecine se trouve lié au culte, l'éducation spéciale faisant défaut, la charité en tint lieu. Les moines initiés seuls aux lettres, se livrant dans la solitude du cloître aux travaux de l'intelligence, commencèrent à pratiquer l'art de guérir.

Charlemagne, dans son zèle pour répandre les lumières parmi les nations soumises à son empire, créa près des cathédrales des écoles où l'on enseignait les sciences. L'empereur n'oublia pas Metz, berceau de sa race, et, par un capitulaire publié à Thionville en 805, prescrivit l'enseignement de la médecine. Dès-lors l'art de guérir fut enseigné sous le nom de physique, et les moines durent lire Celse et prendre pour guide, dans le traitement des maladies, Cœlius Aurélianus.

On a méconnu les services que rendirent les moines dans cette première partie du moyen-âge, à tort on les a trop souvent flétris d'ignorance, oubliant qu'ils sauvèrent ce qui restait alors de l'héritage du passé, qu'ils recueillirent de précieux manuscrits laissés par les Arabes en Espagne et dans le midi de la France, qu'ils furent enfin les fondateurs des écoles de médecine de Monte-Cassino et de Salerne. La supériorité de leurs connaissances les élevait bien au-dessus de cette aristocratie militaire à laquelle il fallait faire comprendre les avantages de l'ordre et de la paix, les idées religieuses comme les idées scientifiques durent lutter longtemps contre la force avant de pouvoir pénétrer dans ce cahos. Les croisades, en mettant en communication l'Orient et l'Occident, commencèrent nécessairement une révolution dans les esprits ; nobles et vilains, clercs et séculiers avaient voulu prendre part à ces expéditions. Des troupes de voyageurs qui avaient séjourné à Constantinople, fait des pélerinages aux écoles de Monte-Cassino et de Salerne, rapportaient dans leur pays des connaissances et des pratiques nouvelles. La lumière allait se faire jour, bien que la religion ait proclamé ce dogme, que la philosophie est la très-humble servante de la théologie. *Philosophia est ancilla theologiæ.*

La science, esclave de la foi, ne devait point tarder à conquérir son indépendance.

L'Eglise, convaincue elle-même des abus qu'elle portait en son sein, déclara que l'homme qui monte à l'autel ne doit pas se souiller par une opération chirurgicale, *ecclesia abhorret à sanguine.* Ce décret solennel subalternisa la chirurgie, mais n'en fut pas moins pour la médecine un premier pas dans la voie de l'émancipation. Comprenant enfin que, par une sage réforme, la charité devait prendre la place de la spéculation, et tout en conservant à l'église la haute direction de la

science, pour ne point la laisser dériver à sa guise dans le
courant des doctrines et des idées, les conciles de Tours,
de Paris, de Latran censurent vivement les moines médecins, ces espèces d'êtres amphibies, comme ils les nomment,
qui, par leur avidité, leurs fourberies et leurs mœurs scanda-
leuses, déshonoraient à la fois les deux professions. Les moines
et les prêtres, ne pouvant facilement renoncer à une profession qui leur procurait beaucoup de richesses et de considération, bravent ces foudres et ces défenses jusqu'au moment où une bulle papale, permettant le mariage aux médecins, sépara ceux-ci du clergé et fit cesser, par ce fait,
une foule d'abus révoltants.

Cette séparation de la science et de la foi, de la liberté et
de l'autorité ouvrit à la médecine une ère nouvelle. Désor-
mais le prêtre allait rester prêtre, et le médecin, le docte,
apparaître dans le monde. La profession médicale sécularisée
ne tarda pas en effet à prospérer et à faire perdre peu à peu
au clergé de tous les ordres, aux congrégations religieuses de
toutes les classes, le diplôme médical dont ils s'étaient attribué
la propriété et le revenu.

En suivant à Metz la profession médicale, nous reconnaîtrons
qu'elle présente les mêmes phases que dans les autres états
de la chrétienté. Sous les rois d'Austrasie, les évêques sont
en même temps les conseillers et les médecins des princes. Les
simples prêtres et les moines, ayant fait vœu de charité,
appliquent aux maladies du peuple les pratiques médicales
dont ils sont les dépositaires. Dans le moyen-âge nous voyons
combattre les grandes épidémies et les maladies pestilentielles
par des cérémonies religieuses et des processions dans lesquelles
on porte en grande pompe, par les rues de la cité, les châsses
des martyrs et des saints. Des maladies endémiques désolent-
elles le pays pendant plusieurs siècles, comme *l'érésypèle*

*gangréneux*, le *feu saint Antoine*, le *mal des ardents*, de vastes maisons hospitalières, établies sur la rive droite de la Moselle et marquées d'une croix rouge, reçoivent les malheureux malades, les moines de l'ordre des Antonistes leur prodiguent leurs soins et en l'honneur de leur patron, suspendent aux murs de sa chapelle des membres sphacélés et noircis, hideux trophées de cures spontanées qu'on n'attribuait point alors à la force médicatrice de la nature.

Lorsqu'à la suite de la peste noire se manifeste une chorée épidémique, c'est vers l'église de saint Jean en Chambre que se précipitent des troupes nombreuses de tout âge, de tout sexe, de tout rang, pour implorer le saint, qui avait alors le monopole de la cure des affections nerveuses.

Quoique l'établissement des juifs à Metz remonte à une époque fort reculée, tout nous porte à croire que ces successeurs des Arabistes qui avaient recueilli les traditions et les dogmes de l'école de Cordoue, ne purent y exercer la médecine dans le moyen-âge, du moins, n'en trouvons-nous aucune trace dans notre histoire ; les prêtres, maîtres absolus de la médecine, devaient éloigner de la pratique des rivaux dangereux, n'avaient-ils pas fait d'ailleurs déclarer par un concile, tenu en l'abbaye de St.-Arnould, que seulement manger avec eux c'était commettre un horrible sacrilège.

Il est permis de douter aussi que quiconque n'était point engagé dans les ordres, se serait exposé à exercer une profession sur laquelle pesait une responsabilité terrible. Cette pénalité, empruntée aux lois de Théodoric et introduite dans le droit féodal, était bien faite pour effrayer les laïcs. Aucun médecin, est-il dit dans ce code, ne doit soigner, sous peine d'amende, une femme ou fille noble, sans qu'un parent ne soit présent [1]; appelé pour traiter une maladie, il faut qu'il fournisse caution, et en cas de mort, ne peut exiger le prix de ses soins. Si un gentilhomme meurt entre ses mains, il doit être livré aux parents du mort qui pourront le traiter comme bon leur semblera; s'il ne guérit point le serf dont il a entrepris la cure, il doit en fournir un autre au seigneur.

Bien que les Messins, fatigués de l'anarchie féodale qui avait été la conséquence du démembrement de l'empire de Charlemagne, eussent fait au XIIe siècle une révolution et se fussent constitués en république, les mœurs, les usages, les croyances ne purent se modifier rapidement; l'établissement d'un gouvernement populaire détourne nécessairement de la culture des sciences et des lettres les hommes capables de s'y livrer. Les débats de la politique en enlevant à nos ancêtres le calme de la vie privée, les obligèrent de prendre une part active aux affaires publiques, afin d'assurer la liberté qu'ils avaient conquise et de la garantir des attaques d'un clergé nombreux et redoutable par ses richesses.

Ne soyons donc point étonnés de ne point trouver de traces, dans notre ville, de médecins laïcs, avant la fin du XIVe siècle. Le physicien Gournay, de la famille patricienne de ce nom, Loys Lefebvre, Nicole Perret, Guillaume Lebœuf et ceux qui vinrent dans le siècle suivant, avaient étudié, comme l'atteste leur commission, à l'école de Montpellier, héritière de celles de Cordoue et de Salerne et célèbre dans tout l'Occident.

Le nombre des médecins augmenta rapidement et fut bientôt en rapport avec l'importance d'une cité populeuse, riche par son active industrie et par l'argent que venaient journellement

---

[1] *Quia difficillimum non est in tali occasione ludibrium interdum adhærescat.*

y dépenser des seigneurs étrangers et même des princes qui achetaient le droit de bourgeoisie pour jouir des franchises et de la liberté qui y étaient attachées.

La république toutefois ne confiait la santé de ses citoyens qu'à des hommes de savoir et d'une grande réputation ; pour le prouver, il nous suffira de citer quelques-uns de ses médecins stipendiés.

Laurent le Frison dit Frisius, très-versé dans les langues grecque et arabe, avait la réputation la plus brillante, lorsque la ville de Metz le pensionna pour être le médecin de ses habitants ; ce zélé partisan de la doctrine d'Avicenne, la défendit contre les attaques des médecins allemands et publia en latin plusieurs ouvrages sur la médecine et la matière médicale.

Le médecin espagnol André Lacuna, à qui la science doit de nombreux commentaires sur Dioscoride, Aristote et Galien, résida à Metz pendant quelques années, partageant son temps entre l'étude des langues orientales et les soins d'une clientèle très-étendue. Ce médecin rendit tant de services aux Messins qu'il ne manqua pas de gagner leur estime. Moins attaché à ses intérêts qu'à ceux de Charles-Quint qui l'honorait de son amitié, il profita adroitement, dit son biographe, de la considération dont il jouissait près des bourgeois de Metz, pour les contenir sous le protectorat de l'empereur et dans l'obéissance qu'ils devaient à l'église romaine.

Metz possédait aussi, en ce moment, une autre célébrité médicale. Guinther, dit Gouthier d'Audernach, ce médecin à qui ses travaux anatomiques et ses talents avaient mérité le titre de médecin du Roi de France, ayant embrassé les doctrines de Luther, s'était retiré à Metz, afin de ne point être inquiété pour ses croyances religieuses et y résida jusqu'au moment où la guerre éclata entre l'Allemagne et la France.

Ce fut pendant son séjour à Metz que Gouthier traduisit quelques livres de Galien, Paul d'Égine et les commentaires d'Oribase sur Hippocrate.

A cette époque, Metz avait été successivement l'asile de plusieurs personnages fameux par leurs écrits ou leur savoir. N'en citons que quelques noms qui appartiennent à la médecine : Henry-Corneille Agrippa, médecin de Louise de Savoie, mère de François I<sup>er</sup>, ce docte fou, ce philosophe audacieux et caustique, cet orateur turbulent s'occupant moins de médecine que de querelles religieuses, fut banni par les magistrats. Rabelais, de drolatique mémoire, vivait modestement en Jurue chez le sacristain de Saint-Genest. Pendant le mémorable siège de 1552, A. Paré, enfermé dans la place avec le duc de Guise, soutenait le courage des assiégés par la confiance que leur inspirait sa grande réputation chirurgicale ; et Doublet, chirurgien de M. de Nemours, à l'aide de l'eau froide, y obtenait sur les blessés des cures si étranges, que Brantôme semble croire qu'il *s'aidait de sortilèges et paroles charmées.*

En 1528, naquit dans nos murs Anuce Foës.

Dès l'âge de 12 ans, ses parents, malgré la modicité de leur fortune, l'envoyèrent à Paris pour y poursuivre et terminer à l'Université des études commencées au collége de Saint-Arnould. Lacuna et Gouthier ne furent point étrangers à cette détermination. Le bruit que faisaient ces savants avait éveillé dans le cœur du jeune Foës le désir de le devenir et le besoin d'apprendre la langue grecque qui donnait alors tant de lustre et de considération ; il l'étudia avec un si grand zèle et une telle opiniâtreté, qu'ayant acquis rapidement au collége royal la réputation d'un bon helléniste, Goupil et Houllier se servirent habilement de lui pour faire, dans les sources grecques, les recherches que nécessitait leur entreprise et l'associèrent à leur apostolat en faveur de la médecine d'Hippocrate qu'ils appelaient la *bonne cause*.

Jean Fernel, premier médecin de Henry II, fit ouvrir la bibliothèque de Fontainebleau au jeune adepte de la secte hippocratique et obtint qu'on lui en confiât les livres les plus rares et les manuscrits grecs les plus précieux pour en prendre des copies.

Chargé de ces trésors et nourrissant l'espoir de pouvoir prendre un jour place parmi les savants célèbres dont il avait si souvent envié le sort, Foës revint dans sa patrie, hors d'état, d'ailleurs, de se soutenir plus longtemps à Paris et trop délicat pour accepter les offres du riche et généreux Houillier.

Foës, sur la recommandation de Lacuna et Gouthier, leur succéda dans la place de médecin stipendié. Bientôt, sur le bruit de son vaste savoir et de son heureuse pratique, plusieurs princes voulurent se l'attacher par des places ou des dignités, mais son dévouement à sa ville natale le fit imperturbablement résister à toutes les séductions.

Quoique en relation de lettres et de consultations avec un grand nombre de médecins, tant français qu'étrangers, et malgré le temps réclamé par l'exercice de sa profession, il continua avec persévérance ses études chéries, et en 1595, un an avant sa mort, fit paraître sous ce titre : *Hippocratis opera omnia quæ extunt*, un volume in-folio, ou plutôt le monument qui devait rendre son nom impérissable et lui valoir le titre de restaurateur de la médecine grecque.

La science fut héréditaire dans la famille de Foës. Son fils François mérita qu'on dit de lui : *Vir bonus medendi peritus*, et Guy Patni, qui a connu son petit-fils, le cite comme portant avec honneur un des plus beaux noms de la médecine.

Ses travaux sur Hippocrate ne permettant point à Foës de remplir sa charge de médecin public avec toute l'exactitude qu'il eût désirée, les magistrats, sur sa demande, lui avaient donné pour collègue le docteur Saint-Aubin. Ce médecin, très-versé dans la connaissance des langues anciennes, traduisit pour son ami les Scolies de Palladius sur le livre des fractures. Nous devons aussi à Saint-Aubin des annales contemporaines et un traité sur la peste, dont en mourant il confia la publication à son confrère Bucelot. Les liens de la plus intime amitié unissaient Foës et Saint-Aubin et étaient chaque jour resserrés par une sympathie d'humeur et de caractère, un penchant irrésistible pour l'étude et le même amour pour leurs concitoyens.

Samuel Duclos, né à Metz en 1589, de parents calvinistes, après s'être fait recevoir docteur à Montpellier en 1612, et avoir fait un voyage en Italie et autres pays pour compléter ses études, revint dans sa ville natale où il exerça la médecine avec une grande distinction.

Samuel Duclos a laissé des éphémérides historiques de 1619 à 1626 et un journal de médecine manuscrit, dans lequel il décrit toutes les maladies graves qu'il a été appelé à traiter. Ce journal est sans contredit l'œuvre d'un clinicien habile et d'un observateur judicieux.

Le pays messin ayant été traversé par des bandes d'espagnols et de walons qui poursuivaient les troupes du comte de Mansfeld, la peste se manifesta à Metz en 1625, et en moins de dix mois enleva 3000 habitants. Marion Rolland, sous le titre assez bizarre, *de Cadet d'Apollon, nay, nourri et eslevé sur les remparts de la fameuse citadelle de Metz*, nous a donné une relation curieuse de cette terrible affection. L'ouvrage de ce médecin est d'autant plus remarquable qu'il renferme, ce qui était rare alors dans les traités de ce genre, des observations particulières, dans lesquelles on trouve bien décrits les bubons aux aines et aux aisselles ainsi que les autres symptômes caractéristiques de la peste.

Jean Ravelly, médecin stipendié de la ville, fit paraître, en 1696, un traité de la rage, ce fut lui qui le premier préconisa le mercure contre cette terrible affection.

Aux hommes que je viens de citer, je pourrais ajouter les noms honorables des docteurs Nicolas Darmenne, de Paulin, de Daniel Mangeot, et d'autres qui n'ont point exercé sans quelque distinction.

En 1760, par la munificence et sous la protection du maréchal de Belle-Isle, avait été fondée à Metz la Société royale des sciences et des arts. Peu d'années après, l'hôpital militaire fut érigé en école de chirurgie ; ce fut alors que commença entre la médecine civile et la médecine militaire, cette alliance qui existe aujourd'hui et se perpétuera, nous aimons à le penser, parce qu'elle est chère à tous et qu'elle a pour liens puissants une estime réciproque et l'émulation scientifique.

La Société royale des sciences et des arts de Metz, compta bientôt, au nombre de ses membres les plus actifs, Michel du Tennetar, praticien distingué de la ville et chimiste habile ; Mangin et Read, médecins de l'hôpital militaire et ce médecin naturaliste Buchos, qui a aidé à plus d'une réputation, disent ses biographes, sans pouvoir conserver la sienne ; la convention nationale crut toutefois devoir récompenser, par une rente viagère, sa prodigieuse fécondité.

Indépendamment de plusieurs mémoires manuscrits, conservés dans les archives de notre académie, du Tennetar a publié une topographie médicale de la ville, et une dissertation sur les flux dyssentériques de la Lorraine.

Mangin et Read ont fait paraître aussi d'intéressantes dissertations sur le seigle ergoté, sur l'esquinancie gangréneuse et sur l'inoculation de la petite vérole.

Ce fut sous l'inspiration de ces médecins que la Société royale mit au concours, en 1775, la question suivante : « dé-« terminer les qualités et les propriétés médicinales de l'eau « de la rivière de Moselle, et des différentes fontaines de la « ville ;

« Et constater : si l'on peut sans inconvénient pour la santé « des citoyens, substituer l'eau de la Moselle à celle de nos fontaines. »

Cette question en ce moment à l'ordre du jour, prouve que l'hygiène publique était souvent l'objet des études et des méditations de nos prédécesseurs.

Louis, cet éloquent secrétaire perpétuel de l'académie royale de chirurgie de Paris, est une des gloires de notre ville ; le conseil municipal, devenu propriétaire des manuscrits de cet homme éminent, s'est empressé de vous confier l'examen de cette précieuse collection, qui atteste les travaux considérables de notre illustre concitoyen en physiologie, en pathologie et en médecine légale.

Qu'il me soit permis de terminer cette galerie médicale au 18.ᵉ siècle, et de la clôturer par le nom d'un homme qui appartient à cette époque. N.-D. Marchand, passionné pour l'étude, possédait de bonne heure des connaissances positives qu'on n'acquière ordinairement qu'avec beaucoup de temps et de travail. Sa vaste érudition, loin de le faire hésiter ou chanceler, ne lui avait rien ôté du tact médical ; cette qualité précieuse, qui est en médecine ce qu'est le goût en littérature, on lui reconnaissait généralement, dans le moment du danger, des inspirations heureuses et l'assurance nécessaire pour frapper le coup décisif. Admirateur des belles recherches de Borden

sur le pouls, ses amis l'avaient surnommé le médecin sphyg-
mique, à cause du secours que ce moyen d'exploration lui
fournissait pour le diagnostic et le prognostic.

Consacrant ses loisirs à l'étude de la numismatique, il dut
souvent, à sa sagacité d'esprit, de ces illuminations soudaines
qui le firent proclamer le prince des numismates, et lui va-
lurent le titre de membre correspondant de l'institut.

Lorsqu'il fut élevé à la première magistrature municipale,
il s'occupa de suite d'assainir la ville par le percement de
rues nouvelles, et de la fondation d'établissements d'utilité
publique, dont nous recueillons aujourd'hui les bienfaits.

Napoléon, ce juste appréciateur de tous les gens de mé-
rite, récompensa le maire de Metz du titre de baron.

Si Foës, jeune et pauvre, ayant lu une satire grossière
dirigée par de lâches courtisans contre Michel de l'Hospital,
et dans laquelle on reprochait à ce censeur austère des vices
d'une cour corrompue, d'être fils d'un médecin, s'écria dans
l'indignation de son âme républicaine : *Moi, je le serai médecin, et peut-être verrai-je un jour ces grands si superbes
et si dédaigneux, venir mendier mes conseils et mes visites,*
le baron de l'empire ne sut pas moins que le jeune répu-
blicain, sauvegarder notre dignité professionnelle, et à ce seul
titre aurait des droits incontestables à notre gratitude.

Metz, grâce aux sages mesures ordonnées par son maire,
n'eut point à déplorer, en 1814, les mêmes désastres que
Mayence. Le conseil municipal, interprète de la reconnaissance publique, vota, à son premier magistrat municipal, un
service en vermeil aux armes de la ville.

M. le comte de Vaublanc, alors préfet, n'approuva point
cette délibération ; mais atteint lui-même par le typhus, et
n'ayant eu dans sa maladie d'autres conseils que ceux de

notre confrère, madame de Vaublanc écrivit à M. Marchand une lettre charmante, qu'accompagnait le cadeau d'un vase ciselé, témoignage de sa reconnaissance ; M. Marchand conserva seulement la lettre, et chargea l'envoyé, en offrant ses remerciements à madame de Vaublanc, de lui dire : qu'elle ne devait pas ignorer qu'il était défendu au maire de Metz de se servir de vermeil.

Je dois m'arrêter ici, car je suis arrivé aux fondateurs de notre société actuelle ; et je ne veux point raviver vos regrets en vous rappelant leurs services, je ne pourrais d'ailleurs que répéter des éloges que des voix plus éloquentes que la mienne ont déjà prononcés dans cette enceinte.

En essayant de dessiner en quelques traits l'arbre généalogique de notre famille médicale, j'ai sans doute omis bien des noms recommandables. Mais ceux que j'ai rappelés suffisent pour prouver que nous pouvons aussi nous énorgueillir de notre antiquité et de la gloire de nos ancêtres, n'oublions pas toutefois qu'ils nous ont transmis un héritage à faire valoir, une tradition à continuer, et que si toute *noblesse oblige*, à plus forte raison, et à double titre, celle de l'intelligence et de la moralité.

Messieurs et chers collègues, continuons ces conférences cliniques dans lesquelles chacun de nous vient tous les mois recevoir plus qu'il ne donne. Etudions comme par le passé avec empressement les différentes questions d'hygiène publique qui nous sont soumises annuellement par l'autorité administrative. Examinons ensemble nos institutions charitables, nos établissements hospitaliers, ceux consacrés à l'instruction publique, les ateliers et les demeures du pauvre. Partout il y a d'utiles améliorations à introduire sous le point de vue de la salubrité publique et dans l'intérêt de la santé, dé l'aveu de tout le monde ; le plus précieux élément de bonheur du riche et le premier bien du travailleur. Ces améliorations nous les proposerons avec cette sage réserve qui appartient à un corps médical qui exerce une magistrature humanitaire, et elles seront accueillies, n'en doutez pas, avec intérêt et reconnaissance par des administrations démocratiquement constituées, dont le premier devoir est de veiller à l'amélioration physique et morale du peuple.

Le gouvernement de la république va prochainement, dans une enquête générale, faire appel à toutes les intelligences pour la solution du plus vaste problème des temps modernes, *l'organisation du travail.*

Vos études, vos méditations sur le physique et le moral de l'homme vous donnent le droit de mettre la main à l'œuvre, et d'entrer dans cette carrière ouverte par notre révolution aux amis du progrès social. Plus que d'autres vous pouvez reconnaître au milieu de nombreuses théories celles dont l'application est possible et les séparer de ces utopies, dont les auteurs semblent avoir beaucoup moins consulté la nature humaine que leur imagination en délire, et vos paroles doivent être écoutées, parce que vous êtes des hommes pratiques plus habitués à observer qu'à imaginer, à consoler et à guérir qu'à maudire ou menacer.

Lorsque l'association, qui fait la force des individus comme celle des corps constitués, aura cicatrisé les plaies de l'industrie, viendra enfin le moment de songer aux anxiétés des travailleurs de la pensée. La nécessité de substituer l'union et la confraternité à l'isolement et à la concurrence, excitant de nouveau vos aspirations généreuses, vous réunirez vos efforts à ceux de tout le corps médical de France, pour obtenir des pouvoirs publics une organisation médicale plus en harmonie avec la constitution politique du pays.

      DISCOURS DU PRÉSIDENT.

Dans cette œuvre de régénération, purs de toute cupide ambition, n'ayant qu'un but humanitaire et dévoués avant tout aux intérêts généraux, vous réclamerez, non le retour aux priviléges des anciennes corporations, ainsi que l'ont avancé quelques esprits peu au courant de nos désirs, mais une organisation professionnelle telle, qu'il est possible de la concevoir et de la réaliser, à une époque où les institutions, comme les individus, ne peuvent obtenir estime et considération, qu'en proportion des services rendus.

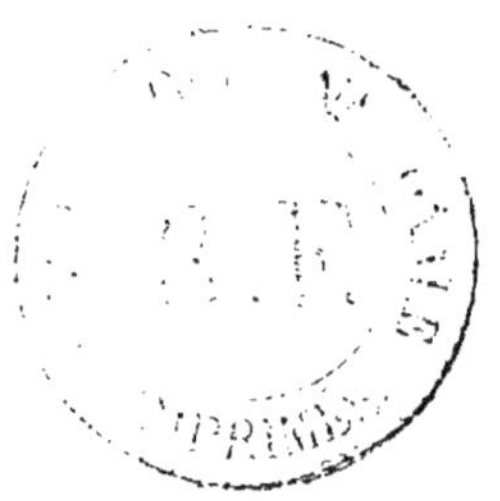

www.ingramcontent.com/pod-product-compliance
Lightning Source LLC
Chambersburg PA
CBHW060049090726
47597CB00012B/3539